TRAITEMENT

HOMŒOPATHICO-HYDROTHÉRAPIQUE.

TRAITEMENT

HOMOEOPATHICO-HYDROTHÉRAPIQUE

OU

DE L'EMPLOI COMBINÉ

DE PLUSIEURS

MÉTHODES CURATIVES

Par le Docteur V. DUMÉ.

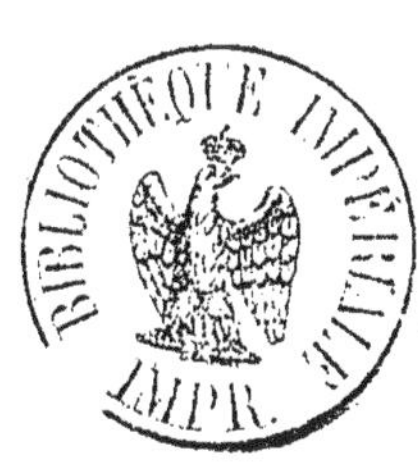

PARIS

CHEZ L'AUTEUR, 24, RUE DE LUXEMBOURG

ET CHEZ TOUS LES LIBRAIRES.

1860

TRAITEMENT

HOMŒOPATHICO-HYDROTHÉRAPIQUE

OU

DE L'EMPLOI COMBINÉ

DE PLUSIEURS

MÉTHODES CURATIVES.

— Croyez-vous à l'homœopathie ?

— Oui !

— Et vous ?

— Pas le moins du monde.

— Croyez-vous au magnétisme ?

— Non.

— Et vous ?

— Moi, j'y crois.

— Croyez-vous à l'hydrothérapie ?

— Mais sans doute.

— Et vous ?

— Pas du tout.

Ainsi débutaient naguère encore beaucoup de causeries sur la médecine et les médecins. Pourquoi donc ces naïves balourdises sont-elles devenues si rares ? Parce que tout le monde sait ce que tout le monde ne savait pas ; parce que tout le public pensant et lisant est initié chaque jour aux résultats les plus positifs des sciences physiques et biologiques ; parce que le mot *croire*, dans le langage familier surtout, implique toujours le *non-savoir*.

Est-il vrai, par exemple, que l'histoire naturelle de l'homme, grâce aux ouvrages élémentaires de MM. Milne-Edwards, Achille Comte, Alfred Maury, etc., fasse aujourd'hui partie de toute bonne éducation, si bien qu'il n'est plus permis à personne de confondre sa poitrine avec son estomac, ses artères avec ses veines, ses nerfs avec ses muscles, ses muqueuses nasales avec son cerveau, etc., etc.?

Est-il vrai que la connaissance des fonctions de la vie organique (digestion, absorption, circulation, respiration, exhalation, sécrétion, etc.) permette à l'homme du monde de jeter un coup d'œil intelligent sur le merveilleux travail des appareils dont son corps est composé ?

Est-il vrai que la connaissance de ces fonctions physiologiques à leur état normal, c'est-à-dire chez l'homme bien portant, soit la base indispensable de toute notion juste sur la maladie, ce désordre interne accompagné d'une lutte incessante contre le bouleversement des lois naturelles de l'organisme ?

Oui, sans nul doute, et les notions aujourd'hui si répandues de physiologie (science de l'homme organique à l'état sain) et de pathologie (science de l'homme à l'état morbide) constituent un acheminement, une préparation nécessaire aux questions de médecine, quelles qu'elles soient.

Car la médecine n'est pas la science de l'homme organique, fonctionnant tantôt d'une façon régulière, tantôt avec un trouble plus ou moins remarquable ou remarqué ; ce n'est ni l'anatomie, ni la physiologie, ni la pathologie, ni l'anatomie pathologique, ni l'ensemble de ces branches diverses de notre histoire naturelle ; ce n'est même pas le diagnostic habile faisant rentrer tel cas morbide spécial dans telle catégorie d'un cadre nosologique, et lui décernant un nom grec plus ou moins bien composé selon les règles de l'étymologie hellénique.

La médecine, c'est l'art de guérir ; c'est l'art de rétablir chez l'homme malade l'état normal fonctionnel. Et cet art est basé sur une science spéciale, sur la science des *modificateurs*, sur la thérapeutique enfin.

Or, la thérapeutique générale présente aujourd'hui trois ordres de modificateurs ou de moyens curatifs distincts :

1° Des agents pharmaceutiques proprement dits, tels que l'aconit, la belladone, l'arsenic, le soufre, etc., etc.;

2° Des agents physiques ayant pour objet de modifier l'activité de certaines fonctions au bénéfice de l'harmonie générale ; de ce nombre sont l'électricité, les exercices gymnastiques, les frictions, les massages, les transpirations forcées et l'ensemble des moyens hydrothérapiques ;

3° Un agent psycho-physiologique, le magnétisme hominal.

Voilà certes bien des ressources, voilà de nombreux moyens de seconder les efforts de la nature pour amener la guérison ; et pourtant, grâce à je ne sais quel besoin d'exclusivisme, grâce surtout à l'extrême rareté de l'esprit scientifique, beaucoup de gens voient encore dans chaque ordre, parfois même dans chaque espèce de moyens curatifs, une sorte de médecine à part, une panacée pour tous les maux. Pour les uns, il n'y a que l'hydrothérapie ; pour les autres, il n'y a que le magnétisme. Celui-ci ne veut entendre parler que de mouvements artificiels exécutés ou subis par le malade ; celui-là ne voit partout que drogues et onguents, etc., etc.

C'est donc faire œuvre utile à tous égards que de vulgariser les notions saines en thérapeutique. Cette vulgarisation d'ailleurs est chose facile aujourd'hui; car ici, comme pour toutes les sciences, les problèmes tenus d'abord pour très-compliqués ont subi cette simplification progressive qui les rend accessibles à tout esprit cultivé.

Nous dirons donc, en essayant d'être à la fois clair et bref, les bases de nos convictions et de notre pratique médicale.

En suivant l'ordre indiqué plus haut, nous parlerons d'abord de l'homœopathie, la seule méthode positive en médecine pharmaceutique.

Nous examinerons ensuite la haute utilité de quelques moyens hydrothérapiques.

Enfin, nous aborderons dans un troisième chapitre la question du magnétisme et de son emploi dans certaines maladies du système nerveux.

I.

L'HOMŒOPATHIE.

Beaucoup de jugeurs en dernier ressort sont affectés d'un vice intellectuel déplorable : ils ne voient les choses que par un côté, et ce côté, loin d'être toujours le plus essentiel, n'est la plupart du temps qu'un élément accessoire, mais facile à retenir. Pour eux, la méthode musicale Galin-Paris-Chevé, avec ses procédés si commodes de transposition, avec son admirable langue des durées, est tout entière dans la substitution des chiffres aux notes sur la portée : c'est la musique en chiffres, et tout est dit. Pour ces *simplistes,* comme les appelle un homme de génie, l'art si précieux de combiner et d'harmoniser les répétitions savantes de mouvements volontaires dans un but d'hygiène ou de thérapeutique, la gymnastique, enfin, n'est qu'un ensemble de tours de force et de sauts périlleux : le gymnasiarque leur apparaît comme une variété du saltimbanque. Pour eux, le botaniste n'est pas celui qui médite tous les jours sur la vie des plantes et sur les amours des fleurs ; c'est celui qui sait au bout des doigts les noms gréco-latins de toutes les herbes écrasées dans cette rame de papier gris. Pour eux, la médecine homœopathique est tout entière dans la prétention de guérir les maladies à l'aide de *quantités de médicaments tellement minimes* qu'il faut les considérer comme purement imaginaires : globules et homœopathie, deux synonymes dans leur dictionnaire particulier. Et, à leur insu, voilà une question de poids, une question de dose mise à la place d'une question de principe.

Examinons d'abord sérieusement cette question de principe ; nous parlerons ensuite de la posologie ou du dosage des médicaments.

Or quel est le principe, quelle est la base de la méthode curative désignée sous le nom d'homœopathie ?

Cette base est une loi de la nature, la *loi de similitude* ou la *loi des semblables.* Cette loi peut s'énoncer ainsi :

Un agent pharmaceutique guérit une maladie quand il a la propriété de provoquer chez l'homme sain un groupe de symptômes morbides analogue ou *semblable* à cette même maladie.

De là ce nom d'*homœopathie,* composé des mots grecs *omoios,* semblable, et *pathos,* affection, pour rappeler l'emploi de remèdes causant dans l'organisme une *affection* artificielle *semblable* au cas maladif qu'ils ont la vertu de guérir.

Il y a dans ce peu de lignes trois idées qu'il faut soigneusement dégager :

1° Celle d'une loi fondamentale de la thérapeutique ;

2° Celle de l'expérimentation sur l'homme sain ;

3° Celle de la vérification sur l'homme malade.

I. — Loi des Semblables.

Avant Samuel Hahnemann, il n'était venu à la pensée de personne de prendre, en état de santé parfaite, un agent toxique quelconque, à cette seule fin de voir et de noter les effets qu'il pourrait produire.

Hahnemann, on le sait, fit d'abord sur lui-même l'essai du quinquina dont il prit plusieurs jours de suite de fortes doses; et parmi les phénomènes morbides qu'il observa, il remarqua surtout des symptômes de fièvre intermittente (1). La fièvre intermittente donnée à un homme sain par un agent reconnu comme le remède spécifique de cette même fièvre, cette observation ouvrit au génie philosophique de Hahnemann un champ nouveau d'expé-

(1) Le docteur Ed. Auber dit dans le *Journal hippocratique*, mars 1848, p. 431 : « M. Piorry nie formellement que le sulfate de quinine produise la fièvre intermittente chez les individus sains. Quelque singulier que paraisse cet effet, nous pouvons *assurer en avoir vu plusieurs exemples*, et nous sommes heureux de pouvoir citer à l'appui de notre assertion l'autorité de M. Goedorp, un de nos médecins militaires les plus distingués. Il résulte des expériences que ce médecin a faites sur lui-même, que le sulfate de quinine provoque chez un individu sain de *véritables accès de fièvre intermittente.* »

« Dans l'aliénation mentale, dit le docteur Guislain (*Traité des Phrénopathies*, p. 49), le sulfate de quinine, administré à haute dose à l'époque où l'intermittence n'est plus sensible, rend non-seulement le type, de continu qu'il était, intermittent, mais fait, qui plus est, changer le mouvement réactif en *véritable fièvre intermittente*, caractérisée par ses périodes de froid, de chaleur et d'exhalation cutanée. »

Ces passages, fort clairs d'ailleurs, sont signés par des allopathes.

riences, éclairé déjà par la lumière naissante de cette vérité-loi : *Similia similibus curantur.*

Nous ne raconterons pas ici les nombreux essais tentés sur d'autres substances par l'illustre expérimentateur. Disons seulement que tous le conduisirent à cette même conclusion :

Les médicaments absorbés par un homme sain font naître en son organisme des symptômes analogues à ceux qu'ils peuvent guérir (1).

Cette loi, c'est la loi thérapeutique, c'est la base inébranlable de l'art de guérir.

Or, voici comment un professeur de thérapeutique, M. Imbert Gourbeire, « étranger, » comme il le dit luimême, « à l'école de Hahnemann, » parle de cette grande loi des semblables : « Dans le chaos thérapeutique où nous sommes actuellement, au milieu des nombreuses théories, classifications, lois, systèmes divers, imaginés pour jeter quelque jour sur l'action des médicaments, je ne connais qu'*une seule loi*, une seule qui mérite véritablement ce nom : c'est la LOI DE SIMILITUDE, formulée de toute antiquité par Hippocrate, et *réellement démontrée et généralisée par Hahnemann et son école.*

» Toutes les autres lois, s'il en existe, car pour moi je n'en connais pas, *ne sont fondées ni en droit ni en fait ;* elles sont toutes le produit d'une inspiration pure, tandis que la loi de similitude ne s'imagine point. Elle n'est pas une explication ingénieuse ; elle n'est, pour ainsi dire, qu'un grand *fait*, une résultante nécessaire de deux.

(1) « L'expérience a prouvé, » disent deux allopathes bien connus, **MM.** Trousseau et Pidoux (*Traité de thérapeutique*, etc., article *Belladone*) , « qu'une multitude de maladies étaient guéries par des agents thérapeutiques qui semblent agir dans le même sens que la cause du mal auquel on les oppose. »

ordres de faits incontestables : le fait physiologique et le fait thérapeutique. Elle sort naturellement des entrailles mêmes de l'observation (1). »

C'est ici qu'il conviendrait de placer une théorie de la loi des semblables. Au point de vue des intérêts du malade et dans la pratique, la recherche du *comment* et du *pourquoi* les médicaments guérissent des maladies analogues aux groupes de symptômes morbides qu'ils font naître chez l'homme sain, est une recherche fort curieuse, sans doute, mais d'une incontestable inutilité. Ce que nous pensons d'une cause et de son mode d'action ne change rien à cette cause, à ce mode d'action. Seulement, nous en convenons volontiers, il y va de la dignité de l'esprit humain de continuer ses investigations au delà de ce que les sens peuvent atteindre. Aussi, dans un grand ouvrage que nous préparons, essaierons-nous de démontrer les propositions suivantes, bases de notre théorie de la loi des semblables :

Dans l'homme, comme dans tous les êtres organisés, il y a deux choses qu'il faut distinguer avec soin :

1° Une combinaison harmonique d'énergies diverses immatérielles, formant un tout complexe dans l'unité parfaite d'un ensemble indivisible ;

2° Une organisation déterminée, effet visible et étendu de cet ensemble de forces déterminantes et inétendues.

Or, les énergies inétendues, et harmoniquement liées entre elles, qui ont procréé et développé tel organe ou tel appareil, sont aussi celles qui président à la conservation de cet organe ou de cet appareil. Lors donc que les causes morbides apportent un trouble notable dans le

---

(1) *Gazette médicale de Paris*, 1854, 1855.

rhythme normal des mouvements fonctionnels, ces mêmes forces, ces mêmes énergies internes, à la fois procréatrices et conservatrices, tendent incessamment au rétablissement de l'ordre ou de la santé. Et le médicament, agissant sur ces forces vitales, semble n'avoir d'autre but que celui d'augmenter leur activité dans le sens de la lutte que, laissées à elles-mêmes, elles ne conduiraient pas toujours à bonne fin.

II. — Expérimentation pure.

Les spécifiques, c'est-à-dire les remèdes sérieux que possède la pharmacopée officielle, sont des remèdes homœopathiques. Tous produisent chez l'homme sain des phénomènes morbides analogues à ceux qu'ils guérissent. L'huile essentielle d'oranges amères détermine des accidents névralgiques dans l'estomac chez une personne bien portante (1), et son emploi guérit les malades atteints de névrose gastrique. Tous les étés nous voyons les eaux sulfureuses couvrir nos baigneurs d'une *poussée* bien connue; et tout le monde sait les vertus du soufre pour guérir les maladies de la peau. Le mercure, tous les médecins vous le diront, produit chez l'homme en état de santé des phénomènes semblables à ceux de la syphilis, dont il reste encore le remède le plus sûr. Ainsi de la belladone, de la digitale, du sulfate de quinine, etc.

La découverte de ces remèdes spécifiques fut due, la plupart du temps, à l'instinct curatif, si puissant dans l'enfance des races, rarement au hasard. Avant Hahnemann, on ignorait pourquoi ils étaient des moyens par-

(1) *Gazette médicale*, 17 et 24 septembre 1853.

ticuliers et sûrs de guérir certaines affections. On sait aujourd'hui que leur vertu spéciale est due à la loi fondamentale de toute médecine pharmacologique, à la loi de similitude ou d'appropriation.

Quoi qu'ils disent et qu'ils fassent, les médecins allopathes guérissent tous les jours par l'homœopathie. Les grandes lois de la nature agissent indépendamment des préjugés et de l'ignorance des hommes.

Mais, puisque nous connaissons la loi des spécifiques, nous pouvons donc en découvrir de nouveaux. Il suffit pour cela d'expérimenter les médicaments sur l'homme sain, méthode à laquelle Hahnemann a donné le nom d'*expérimentation pure.*

Plusieurs médecins bien portants se soumettent à un régime convenable et absorbent un même agent toxique (minéral, végétal ou animal). Chacun de son côté tient note de tous les phénomènes qu'il observe. Ces éphémérides de maladies artificielles subissent ensuite un parallèle rigoureux et servent à faire le tableau complet des symptômes morbides causés par ce médicament.

C'est ainsi que procédèrent Hahnemann et ses disciples. C'est ainsi qu'ils nous donnèrent ces admirables traités de matière médicale homœopathique auxquels n'ont pas craint de puiser, pour écrire leurs ouvrages élémentaires, des thérapeutistes (dits allopathes) comme Pereira, Giacomini, etc., etc. Et telle est la haute valeur de ces ouvrages de pharmacodynamie *pure* que le savant professeur de thérapeutique, M. Imbert Gourbeire (un allopathe, si vous voulez, un sectateur de la médecine académique), n'hésite pas, dans le travail cité plus haut, à rendre cet hommage au fondateur de l'homœopathie : « Le célèbre thérapeutiste allemand, » dit-il, « a certes le droit d'être écouté quand il s'agit des propriétés curatives des médi-caments. En France, à cette heure, nous sommes de vingt ans au moins en arrière des travaux de matière médicale qui ont été publiés à l'étranger..... Les thérapeutistes français ignorent complétement les études pharmacologiques si remarquables de l'école allemande; il semble qu'ils n'osent point en parler, et ceux même qui en ont traité quelquefois dans leurs ouvrages ou dans les journaux scientifiques, m'ont paru jusqu'à présent pour la plupart en parler *sans connaissance de cause,* presque toujours sans dignité et avec prévention. »

Puis il ajoute :

« Il faut pourtant bien qu'on le sache, et je ne saurais trop pour mon compte proclamer cette vérité, l'ÉCOLE HAHNEMANNIENNE *offre aux médecins les ressources les plus précieuses pour le traitement des maladies.* Conservons ce que la tradition nous a légué d'utile en matière médicale, mais ne restons pas dans l'ornière et sachons, à l'aide de l'expérience et de l'observation, admettre les nouvelles vérités thérapeutiques, quelle que soit la bouche enseignante : que ce soit Hahnemann, Rasori, Priesnitz ou Rademacher : *Adjiciamus aurum auro.* Ainsi toutes les recherches des observateurs sont venues confirmer sur tous les points les vérités thérapeutiques signalées par Hahnemann. »

III. — Expériences cliniques.

Pour que la méthode savante, positive de l'art de guérir fût complète, il fallait que l'expérimentation des médicaments faite sur l'homme sain fût confirmée par l'expérience au lit du malade.

Or, c'est ici que les faits crient très-haut de toutes parts. Qui ne connaît ce que j'appellerai les miracles de l'homœopathie dans les maladies aiguës? Dans le traitement de la plupart de ces maladies, il ne faut pas plus d'un jour, et quelquefois moins, pour que le médicament homœopathique exerce toute son action et que le malade soit entièrement guéri, ce qui est la réalisation complète du *cito, tuto et jucunde* de Celse. Que si l'homœopathie a besoin de plusieurs mois et même de plusieurs années pour opérer ses cures dans les maladies chroniques, même avec le concours d'un régime sévère, c'est que ces affections sont les plus difficiles à guérir, et qu'il faut détruire dans l'économie générale la cause morbide, souvent préexistante à la naissance même du malade.

Hahnemann, on le sait, a donné les plus grands développements à l'*Histoire des Maladies chroniques,* et ses adversaires eux-mêmes ont rendu justice à la profondeur de ses recherches et à la sagacité de ses aperçus. Il attribue les nombreuses affections de ce genre à quelque miasme qui, à une époque ou à une autre, aura infecté la constitution. Il les classe ensuite, quant à leur origine, sous ces trois grands titres : la *Syphilis,* la *Psora* et la *Sycosis.* Ne considérant la dernière que comme congénère des deux autres, et appliquant la seconde dénomination à la nombreuse série des maladies cutanées, depuis la lèpre jusqu'à la gale, il pense qu'un huitième des affections chroniques prend son origine dans les variétés de l'affection vénérienne, tandis que les sept autres huitièmes proviennent de la *psora.*

La psora est la plus ancienne en même temps que la plus féconde de ces terribles sources de maladies. Les anciens monuments historiques la représentent comme excessivement répandue. Moïse parle de plusieurs formes de cette infection. Elle fut connue des Grecs aussi bien que des Israélites, des Arabes et des Européens du moyen âge. Pendant cette dernière période elle se produisit long-temps sous la forme du *feu de Saint-Antoine*. Au retour des Croisés, elle prit la forme de *lèpre,* beaucoup plus redou-table encore, et elle étendit tellement ses ravages qu'en 1226 il y avait, rien qu'en France, deux mille hospices pour la réception des lépreux.

Des habitudes plus délicates et des moyens de propreté plus abondants diminuèrent tellement les manifestations extérieures de cette maladie que, vers la fin du xve siècle, précisément à l'époque où la *syphilis* commençait à pa-raître, les symptômes extérieurs de la *psora* avaient pris la forme plus douce d'une simple affection cutanée. Mais ses miasmes n'en restèrent pas moins les plus dangereux de tous et les plus répandus. Ce n'est pas seulement dans les hospices, dans les manufactures, dans les pri-sons, dans tous ces asiles regorgeant de pauvres qu'on les trouve, mais dans les lieux les plus magnifiques, ainsi que dans les plus isolés, dans les palais des princes, comme dans l'ermitage de l'anachorète.

Les maladies chroniques qui dérivent de la *psora* sont de différentes espèces, mais leur nom est *légion*. Elles offrent d'ailleurs divers degrés d'intensité dans la même espèce. Près de cinq cents symptômes sont énumérés dans la description qu'en a faite Hahnemann, et les termes de la pathologie vulgaire sont loin d'épuiser les modifica-tions de cette hydre aux mille têtes.

Le traitement suivi jusqu'à présent pour la curation de la *psora* a été, Hahnemann le démontre, entièrement erroné. On a considéré trop généralement les affections

2

cutanées comme des maladies locales, ayant leur siége sur la peau, n'affectant pas les autres organes, et pouvant être sûrement et suffisamment détruites par des préparations de soufre, de zinc, de mercure, etc.

Hahnemann, au contraire, soutient que les maladies cutanées ne sont que les signes extérieurs de la maladie interne. Celle-ci, avant de se révéler à la surface du corps, a pénétré profondément dans tous les liquides et dans tous les tissus de l'organisme. Il suit de là qu'en faisant disparaître ces indications extérieures, le mal interne n'acquiert que plus de force, et signale son accroissement de puissance sous les formes les plus multiples et les plus effrayantes. Vingt-cinq pages du maître sont remplies par le catalogue des funestes résultats de ces erreurs, catalogue fourni par l'histoire médicale de tous les âges, depuis le cas de cet Athénien qui mourut d'une hydropisie, après avoir fait cesser une affection cutanée en prenant les bains chauds de Mélos.

L'expérience clinique a prouvé toute la justesse des vues hahnemanniennes à l'endroit des maladies si nombreuses enfantées par la *psora,* par la *syphilis* et par la *sycosis.* En tenant compte, pour le choix du médicament, de l'ensemble rigoureux des symptômes morbides caractérisant chaque cas, en adressant leur curation à tout l'organisme infecté, les médecins homœopathes sont les seuls qui guérissent radicalement ces affections invétérées, d'autant plus redoutables qu'elles sont toutes transmissibles ou héréditaires.

Quel grave sujet de méditations!

Un enfant naît; ses premières années sont difficiles; il est languissant et plus exposé qu'un autre aux maladies qui attaquent l'enfance. A sept ou huit ans, son intelligence n'a pas atteint le niveau commun auquel les enfants parviennent d'ordinaire à cet âge. Son teint est pâle et terreux; ses yeux sont cernés et battus. S'il n'est pas entraîné par l'exemple à des habitudes dangereuses, il y est porté par une espèce de prurit. Évidemment, cet enfant n'est pas sain. Il est malade de quoi? Où a-t-il pris le mal qui le mine? Où? dans le sein de sa mère; il est né avec le germe d'une maladie qui a infecté ses parents antérieurement à sa naissance, et cette maladie, soyez-en sûr, a été, à un degré ou à un autre, une maladie psorique ou dartreuse, une maladie syphilitique ou vénérienne, ou une maladie sycosique participant des deux autres; c'est, chez lui, le principe d'une affection chronique qui le ronge et qui le tuera, si on ne parvient à la détruire.

Il en est de même de ces jeunes filles qui éprouvent tant de difficultés et de souffrances pour entrer dans la vie nubile. Leur sang est pâle et peu abondant; tout en elles est irrégulier. C'est qu'elles ont reçu le principe fatal d'une maladie grave qui se développera tôt ou tard, d'une manière ou d'une autre, après un premier enfant, par exemple, ou bien à l'âge de vingt à trente ans, sous la forme de maladie de poitrine. Toutes les maladies dont le diagnostic est difficile à établir, parce que les symptômes en sont peu marqués, les affections de la matrice, du tube digestif et toutes les affections nerveuses, la phthisie latente, ont presque toujours pour cause un principe morbide inhérent au sujet, un miasme, en un mot, rentrant dans une des catégories ci-dessus énoncées.

Quand le principe morbide secret a été neutralisé chez les enfants par les soins et les habitudes d'une existence sociale opulente, c'est de trente à quarante ans pour les femmes et de quarante à cinquante ans pour les hommes qu'il se fait sentir, et alors les formes sous lesquelles il se manifeste sont aussi différentes entre elles que les tempéraments et les visages.

Une longue expérience nous a prouvé la justesse de cette manière de considérer les maladies chroniques, et tous les jours encore, nous voyons l'emploi combiné des médicaments homœopathiques, du magnétisme et de l'hydrothérapie atteindre le mal dans sa source profonde et en débarrasser complétement l'organisme.

Nous venons d'écrire de nouveau ces deux mots : *médicaments homœopathiques*, sans dire un mot de la *posologie* ou du *dosage* de ces médicaments. C'est que, nous le répétons, cette question des doses ne touche en rien d'essentiel à la méthode curative qui constitue la principale base de notre pratique médicale. Il n'y a là qu'une question tout accessoire et qui ne saurait être résolue absolument. Tout ici est relatif au cas morbide particulier qu'il s'agit de guérir. Encore le problème est-il toujours des plus complexes, et exige-t-il un tact tout particulier de la part du vrai thérapeutiste. Il faut tenir compte de l'âge, de la constitution, de la nature des symptômes, des idiosyncrasies parfois bizarres du sujet, etc., etc. Très-souvent nous avons vu des affections morbides résister à des doses atténuées et céder immédiatement à des doses massives, à une teinture forte, par exemple. Au contraire, il nous arrive de guérir avec des doses infinitésimales des cas où les doses massives avaient été d'une impuissance manifeste. Il n'y a là, il n'y aura jamais là qu'une affaire d'appréciation personnelle du moment, de la minute. Vouloir limiter systématiquement la vaste échelle des préparations possibles d'un même agent pharmaceutique, ce serait plus qu'une sottise, ce serait une faute.

II.

L'HYDROTHÉRAPIE.

Tout homme voulant réfléchir avec quelque profondeur sur une ou plusieurs fonctions de son organisme doit, avant tout, reconstituer intellectuellement, pour le dominer d'un regard synthétique, l'ensemble des énergies inétendues qui, harmoniquement liées entre elles et se pénétrant sans se confondre, constituent l'homme en ce qu'il a d'essentiel ou de positif.

Mais il ne doit pas, dans sa pensée, séparer ces énergies procréatrices, conservatrices et réparatrices, des organes étendus, matériels, qui en sont les limites ou la manifestation sensible. L'esprit fait son corps, et le corps, « en ce qui le constitue organiquement, n'est que de l'air condensé », a dit le plus célèbre de nos chimistes.

Ce que notre observateur doit considérer tout d'abord, c'est l'appareil de nutrition avec ses voies digestives, avec ses canaux chylifères et avec les autres organes chargés d'élaborer les matériaux alimentaires pour le développement et pour la réparation de l'organisme.

Vient ensuite l'appareil nerveux, le dépositaire et le dispensateur de la force ou de l'électricité animale, incessamment reproduite par l'appareil nutritif. Les muscles ne sont que des leviers au service des nerfs.

Entre l'appareil nutritif et l'appareil nerveux se place pour les unir et les vivifier, une admirable fabrique de chaleur humaine : l'appareil respiratoire dans ses rapports avec la circulation du sang.

Aux derniers confins de ces trois grands appareils formant un tout rigoureusement indivisible, l'observateur trouve une enveloppe dont les fonctions sont de la plus haute importance : nous avons nommé la peau.

Partie intégrante de l'appareil nutritif, cette vaste membrane tégumentaire est intimement liée au système nerveux et à l'appareil de calorification générale. Nulle part elle n'est perforée; car, à chaque orifice, sur le bord libre des lèvres, par exemple, elle se fond et se continue avec le tégument interne.

Tout le monde sait aujourd'hui distinguer dans cette enveloppe externe de notre corps les deux couches superposées qui la constituent : l'*épiderme,* cette mosaïque de cellules à noyau, cette sorte de vernis écailleux et superficiel; et, sous lui, le *derme,* la couche de résistance, formée de fibres élastiques, blanches et demi-transparentes.

Ce tissu fibro-élastique, ce derme, offre au physiologiste :

Des ramifications nerveuses et les *papilles,* dans lesquelles l'extrémité du filet nerveux est recouverte par des fibres élastiques (sens du tact et du toucher);

Des artères, des veines et des vaisseaux lymphatiques;

Les bulbes pileux, producteurs des poils;

Les glandes (appelées à tort *follicules*), chargées de sécréter le fluide graisseux qui recouvre la surface libre de l'épiderme;

Et, enfin, les glandes sudorifères, situées à la surface profonde du derme et n'offrant à l'œil nu que l'aspect de grains de mil, ce qui leur avait fait donner par Boerhaave le nom de *glandes miliaires.* Vue au microscope, cette manière de grain de mil est un tube pelotonné et repelotonné sur lui-même, se redressant ensuite verticale-

ment pour traverser le derme et aller s'ouvrir à la surface extérieure de l'épiderme.

C'est au nombre immense de ces petits organes de sécrétion que la peau doit d'être le principal émonctoire de
l'économie. C'est surtout aux pieds et aux mains que ces
glandes sont le plus nombreuses. Ainsi le doigt indica-
teur seul présente, à ses faces antérieure et latérales, le
chiffre énorme de 18,000 glandes, soit 90,000 pour le
nombre total des glandes palmaires des doigts d'une seule
main (1).

Quand la minime gouttelette d'eau (sueur) sécrétée
par chaque glande sudorifère n'est pas rapidement sui-
vie d'autres gouttelettes et d'autres encore, elle a tout le
temps, avant d'arriver à l'orifice épidermique, d'être ré-
duite en une vapeur très-fine, car elle possède une tem-
pérature de 36 degrés. C'est ce fait de sécrétion et d'ex-
crétion invisible de la sueur (transpiration insensible)
que les physiologistes ont trop longtemps appelé *exhalation cutanée*, voulant ainsi en faire un phénomène différent de l'action et du produit des glandes sudorifères (2).

La sueur et la transpiration insensible sont donc, sous
deux aspects divers, un seul et même phénomène ayant
à la fois le même siége et le même mécanisme.

Une foule de causes changent en sueur la transpiration insensible. La cause la plus connue est l'accélération
du mouvement circulatoire, à la suite d'exercices gymnastiques, par exemple. Les glandes sudorifères, rece-
vant alors une plus grande abondance de matériaux,
produisent beaucoup plus de gouttelettes. Celles-ci peuvent

(1) Cfr. Ph. C. Sappey, *Traité d'Anatomie descriptive*, tome II, p. 470.
(2) Cfr. Sappey, ouvrage cité, tome II, p, 473.

donc arriver et arrivent, en effet, sous forme liquide, au bout des petits canaux excréteurs dont l'orifice, toujours béant, s'ouvre à la superficie même de l'épiderme.

Mais ce changement de la transpiration insensible en abondantes sueurs se manifeste surtout dans certaines crises de maladies. La plupart du temps, ces grandes sueurs sont suivies d'une amélioration remarquable dans l'état du sujet. Partout, cette succession de deux phénomènes si faciles à observer, — sueurs, puis guérison ou, tout au moins, commencement de guérison, — a naturellement conduit nos pères à favoriser, à provoquer même ces fortes transpirations auxquelles succédait si fréquemment un *mieux-être* marqué de toute l'économie.

C'était là une imitation pure et simple d'un procédé de la nature. C'était une bonne idée.

De nos jours, il s'est trouvé un homme qui, après avoir longuement médité sur les fonctions de la peau, remit en grand honneur les transpirations forcées, trop dédaigneusement reléguées par plusieurs au nombre des remèdes de bonne femme. Priesnitz obtint de grands succès. Eau froide lentement absorbée pendant les grandes sueurs artificiellement produites à l'état de repos, bains froids succédant sans intervalles à l'action intense et prolongée des glandes sudorifères, et, par suite, violentes réactions à la peau au profit de la puissance éliminatoire de cet organe : tels sont les deux grands moyens employés par ce sage observateur de la nature.

La méthode curative hydrothérapique est donc, selon nous, une excellente chose; seulement, pour la majeure partie des affections chroniques, nous croyons qu'elle est insuffisante. Pour l'élimination et la neutralisation complète des virus qui depuis longtemps infectent un organisme, il faut, ce nous semble, aux forces vitales, à ces énergies inétendues qui développent, conservent et guérissent nos liquides et nos tissus, un secours plus approprié, plus énergique, enfin.

Voilà pourquoi, dans notre pratique quotidienne, nous unissons si souvent l'homœopathie à l'hydrothérapie, et cela sous notre surveillance personnelle, dans notre propre établissement. Pour des cas nombreux, en effet, nous ne saurions, en conscience, nous contenter de traiter par de simples prescriptions écrites.

A cet emploi combiné de l'homœopathie et de l'hydrothérapie se rattache un procédé de notre pratique dont il importe de dire ici quelques mots. Nous voulons parler de l'administration des remèdes par les voies aériennes.

Il est certains médicaments qui, sous une forme très-diluée, peuvent être confiés avec succès et sans le moindre danger aux voies digestives de l'immense majorité des malades. Nous le savons et nous en profitons tous les jours.

Mais il est aussi bon nombre de médicaments très-actifs, très-utiles, que nous préférons administrer par les voies respiratoires, par les poumons, en un mot. En voici les raisons :

Premièrement : les muqueuses de l'estomac et des intestins sont d'une sensibilité extraordinaire ; un rien les irrite et les enflamme ; or, presque tous les remèdes sont plus ou moins des poisons ou des agents puissants d'irritation et de décomposition.

Secondement : l'estomac et les intestins ont des fonctions propres et particulières à remplir, d'une telle importance et d'une telle nécessité, que le moindre trouble qu'elles pourraient éprouver réagirait de la manière la plus désastreuse sur l'économie tout entière.

Troisièmement : l'ingestion des remèdes dans l'estomac contraint presque toujours à modifier le régime alimentaire, dont le maintien et la conservation normale sont cependant de la plus grande utilité pour l'élaboration du sang, cette séve de l'organisme humain, l'agent par excellence de la vie et de l'accroissement.

Quatrièmement enfin : le remède administré par l'estomac est obligé de suivre un parcours si long, si exposé aux chances de perturbation, avant son introduction dans l'artère qui doit le distribuer aux parties malades, que bien souvent il arrive ou trop tard, ou à moitié neutralisé et par conséquent inefficace.

Les voies aériennes, au contraire, n'offrent pas, dans l'absorption des vapeurs médicamenteuses, ces graves inconvénients.

Premièrement : les muqueuses des bronches et de la poitrine sont bien moins sensibles, bien moins irritables que celles de l'estomac. Obligés de respirer dès l'enfance au sein d'une atmosphère trop souvent chargée de gaz et de principes délétères, la sensibilité bronchique et pulmonaire a dû être émoussée, et, par là, prémunie contre bien des accidents ultérieurs.

Deuxièmement : le remède volatilisé ou réduit à l'état de vapeur a beaucoup plus d'action curative que le remède administré à l'état liquide ou solide. Mieux divisé, il pénètre davantage, il est absorbé d'une manière plus prompte ; en sorte qu'une faible dose de médicament produit souvent un effet plus efficace, quoique par une action bien moins périlleuse, que certaines quantités de liquides et de solides ingérés dans l'estomac.

Troisièmement : l'action du médicament administré au moyen de l'inspiration est instantanée. — Quel trajet est obligé de suivre le médicament ingéré dans l'estomac, pour de l'estomac arriver dans le sang artériel et, par lui, dans tout l'organisme ! Il faut d'abord que l'estomac le digère, puis que les vaisseaux chylifères qui s'ouvrent dans les intestins l'absorbent. Les vaisseaux chylifères doivent le conduire dans le canal thoracique, celui-ci dans la veine sous-clavière, la veine sous-clavière dans l'oreillette droite du cœur. Là, par un admirable mécanisme de compressions et de dilatations successives, chaque ondée sanguine, portant le principe médicamenteux, est poussée de l'oreillette droite dans le ventricule droit, du ventricule droit dans l'artère pulmonaire et, par elle, dans les vésicules du poumon (où s'opère l'hématose), des vésicules du poumon dans l'oreillette gauche, de l'oreillette gauche dans le ventricule qui lui correspond, et, enfin, du ventricule gauche dans la grosse artère aorte, immense arbre creux dont les branches, les rameaux et les ramuscules précipitent jusqu'aux extrémités du corps l'agent pharmaceutique mêlé à la chair coulante du sang. Quel voyage ! et quelles déperditions doivent se faire dans la route !

Puisque c'est dans les poumons que le sang est élaboré, qu'il reçoit les dernières qualités qui le rendent propre à servir de séve à l'organisme ; puisque c'est de là qu'il part pour retourner au côté gauche du cœur, chargé cette fois de le lancer dans toutes les régions de l'organisme, pourquoi alors ne pas envoyer directement le remède, à l'état de vapeur, dans les poumons, qui le mêleront au sang dans une combinaison intime, et, de là, l'enverront rapidement, et encore tout vivant de sa vertu propre, dans toutes les parties malades ?

Pendant ce temps, l'estomac ne sera pas dérangé de ses fonctions. La transpiration, au contraire, suite nécessaire de l'inspiration de vapeurs chaudes, amènera l'irritation au tégument externe. Les muqueuses (tégument interne) seront alors dégagées et elles pourront se livrer tout entières à leurs fonctions. Le régime alimentaire ne recevra point de modifications perturbatrices, et l'estomac, au lieu de compliquer la maladie par ses propres dérangements, unira ses efforts à tous ceux des autres organes, pour travailler à l'élaboration d'un sang généreux et abondant, propre à nourrir le corps et à le défendre contre les agents de destruction.

Ceux qui ont vu fonctionner nos appareils connaissent les effets prodigieux, instantanés, que ce mode de médication produit, et cela, nous avons le droit de le proclamer, sans qu'il nous soit jamais arrivé le moindre accident. Il est vrai que nous avons toujours apporté dans leur emploi l'attention, la vigilance et toute la perfection de détail possibles.

Nous engageons ceux de nos confrères qui voudront nous imiter à apporter beaucoup de bonne volonté, des vues aussi larges que désintéressées dans l'établissement de leur maison et l'acquisition de leurs instruments de traitement, et de plus, une surveillance de tout instant pendant les heures d'opération, ainsi qu'une grande bienveillance à écouter, à observer et à soulager les malades. Sans cela, qu'ils ne songent point à notre mode complexe de curation, et qu'ils continuent de traiter exclusivement par ordonnances. C'est beaucoup plus facile et plus commode en vérité. Il n'en coûte guère d'ordonnancer et d'abandonner ensuite les ordonnances à tous les caprices du malade, à l'inexpérience des surveillants et au hasard des circonstances. Mais ce n'est pas ainsi qu'on guérit ; et le but que doit tout d'abord se proposer un médecin, c'est de guérir, et cela le plus tôt, le plus radicalement qu'il est possible.

Quant à nous, par ce traitement combiné de l'homœopathie et de l'hydrothérapie, nous sommes arrivé à guérir, souvent en quelques heures et sans recourir à la saignée, des fluxions de poitrine qui, sans cela, eussent suivi les phases accoutumées, reconnues et constatées par la science.

.Les crises nerveuses ne peuvent continuer longtemps sous l'influence d'une pareille médication, alors surtout qu'elle est secondée par le traitement magnétique. Au bout de quelques jours, et souvent de quelques heures, une personne est débarrassée de ce qu'on appelle vulgairement les humeurs ou matières putrides pouvant se trouver en elle.

Toutes les maladies de langueur et les maladies chroniques passent presque subitement à l'état de crises qui tendent à secouer l'organisme pour lui redonner la vie et l'activité. On ne tarde guère à voir le sang rejeter les parties corrompues, les muscles reprendre du ton et de l'élasticité, l'appétit reparaître, et avec lui le grand moyen de régénération physiologique.

III.

LE MAGNÉTISME.

Si nous écrivions un livre sur le magnétisme, nous commencerions par déblayer le terrain de toutes les idées fausses qui l'encombrent depuis quatre-vingts ans.

Nous distinguerions profondément dans notre traité, comme ils sont distincts dans la nature, le magnétisme et le somnambulisme artificiel, tant de fois confondus.

Et comme rien n'est isolé dans ce vaste monde, nous nous garderions bien de détacher la science particulière de l'homme à ses différents états, de la science générale de l'Univers et de son Auteur.

Qu'est-ce, en effet, que le magnétisme hominal pour celui qui n'a pas étudié les grandes lois de l'électricité, de la lumière et du calorique chez les animaux et les plantes? Rien qu'un mot servant à désigner l'influence exercée par un homme sur un autre homme à l'aide du regard, de certains gestes, etc.

Le naturaliste philosophe sait que d'incessantes communications rapprochent intimement entre eux tous les êtres : communications purement physiques entre les êtres inorganiques; communications à la fois physiques et physiologiques entre les êtres organisés; communications physiques, physiologiques et spirituelles entre sujets de notre espèce. Car, dans son unité complexe, le microcosme humain embrasse d'une certaine manière toutes les natures inférieures, |en même temps qu'il possède seul ici-bas ces trois grandes prérogatives : la raison, l'amour du beau, la liberté.

Or, le magnétisme hominal, sous le point de vue où nous voulons le considérer ici, c'est cette grande loi d'attrait et de communication réciproque d'après laquelle s'opère une sorte de fusion entre la lumière, le calorique et l'électricité spécifiés et individualisés dans un homme et ces mêmes fluides pénétrant et vivifiant un autre organisme humain.

Tout le monde sait que les trois fluides impondérables (1), la lumière, le calorique et l'électricité, répandus partout dans la création, subsistent à un état spécial dans les êtres organisés. Toujours inséparables, mais combinés dans des proportions relatives très-variées, ces fluides unis varient comme les organismes individuels d'où ils émanent. On pourrait dire qu'ils portent l'empreinte du corps qui les élabora.

Mais ces fluides unis varient surtout dans leurs proportions quantitatives selon le côté, ou plutôt selon la moitié de l'être organique qui les projette. Chacun de nous présente deux pôles magnétiques, comme les animaux, comme la terre, comme l'aiguille aimantée, etc., etc. Le côté droit de l'homme constitue le pôle mineur ou le pôle faible de son organisation, tandis que sa moitié gauche en est le pôle majeur, le pôle fort, le pôle positif, comme dirait un physicien.

Lors donc que vous regardez un homme en face et à peu de distance, votre pôle majeur (côté gauche) est en présence de son pôle mineur (côté droit), et votre pôle faible ou mineur (côté droit) est en présence de son pôle majeur (côté gauche). Que si vos deux organisations ne se repoussent pas d'ailleurs, l'échange magnétique com-

____

(1) Qu'on nous permette de conserver cette appellation sur laquelle il y aurait beaucoup à dire.

mence aussitôt. En mettant votre main droite dans sa main gauche et votre main gauche dans sa main droite, vous rendriez plus rapide encore cette communication et cette fusion des fluides physiologiques des pôles contraires. Enfin, si, à plusieurs reprises, et même sans contact immédiat, vous promeniez votre main droite le long du côté gauche, et votre main gauche tout le long du côté droit du sujet magnétisé, vous rendriez la magnétisation de plus en plus profonde, de plus en plus efficace, de plus en plus salutaire (je vous suppose plein de santé).

Oui, salutaire ; car dans une foule de maladies la magnétisation par une personne saine, bienveillante (1) et sympathique au malade, produit un mieux-être instantané. C'est surtout dans les affections opiniâtres du système nerveux que cet échange de fluides sains contre des fluides malades contribue singulièrement au retour de l'équilibre dans les fonctions vitales.

Toutefois ce puissant moyen de curation doit lui-même, la plupart du temps, être sagement combiné avec les précieuses ressources du traitement homœopathico-hydrothérapique. Voilà pourquoi nous lui avons consacré ce chapitre troisième comme un complément nécessaire de notre minime notice.

En dehors du magnétisme et de la magnétisation, il existe un étrange phénomène, semblable au sommeil sous quelques rapports et différent sous beaucoup d'autres : nous avons nommé le somnambulisme.

Il y a, personne ne l'ignore, des somnambules naturels, jouissant d'ailleurs d'une belle santé, en apparence du moins. A certains jours et souvent pour plusieurs

____

(1) Souvenez-vous de ce que nous disions plus haut des influences morales.

heures consécutives, ils perdent toute conscience de leurs relations habituelles avec le monde extérieur. Et les voilà qui pensent, parlent et agissent d'ordinaire beaucoup mieux que dans l'état de veille. Seulement, lorsqu'ils se réveilleront, lorsqu'ils seront rendus au monde ordinaire de perception, il ne leur restera aucun souvenir des actes accomplis durant le somnambulisme.

A côté de ce somnambulisme naturel ou spontané, il y a le somnambulisme artificiel avec toutes ses variétés: hypnotisme, extase contemplative des Hindous, somnambulisme partiel des *mediums,* etc.

Mais la principale variété du somnambulisme artificiel est sans contredit le somnambulisme magnétique. En fait, la magnétisation est parfois un moyen de produire le somnambulisme, et, dans certaines maladies du système nerveux, dans les catalepsies et dans les épilepsies, par exemple, cet état de vie somnambulique plus ou moins prolongé, selon les indications du somnambule artificiel lui-même, est encore une ressource thérapeutique des plus sûres.

Ce n'est pas tout. Dans le somnambulisme magnétique, comme dans le somnambulisme spontané, la vie de relation existe sous un autre mode, sous des conditions organiques différentes de celles de l'état de veille. Un autre corps, celui de la vie qui doit succéder à celle-ci, entre alors en fonctions. La capacité intellectuelle et instinctive du sujet peut arriver ainsi à un degré de puissance et de lucidité auquel elle ne saurait jamais atteindre dans les conditions organiques de la vie habituelle. Voilà aussi comment certaines aperceptions délicates de diagnostic, certaines indications inattendues de traitement, et, par suite, des guérisons moins attendues encore, sont dues tous les jours à la lucidité exceptionnelle de quelques somnambules.

Nous ne parlons ici que d'après notre propre expérience : aussi bien demandons-nous la permission de répéter, en finissant, ce que nous écrivions il y a huit ans dans notre mémoire intitulé : *La vérité sur le magnétisme et l'homœopathie.*

Guéri à l'âge de l'adolescence par le traitement magnétique, nous tombâmes durant ce traitement dans le sommeil dit magnétique, et les savants et amis qui nous observèrent dans cet état constatèrent les phénomènes somnambuliques les plus complets et les plus étonnants que l'on eût vus encore.

N'ayant pas le souvenir de ce qui se passait en nous lorsque nous étions soumis à l'action magnétique, nous ne possédons aujourd'hui que le résultat des principales observations que nous avons nous-même dictées lorsque nous nous trouvions en cet état.

Nous ne fûmes pas longtemps à nous apercevoir que si la découverte de Mesmer était la cause de tant de résultats heureux pour la santé publique, elle était aussi, par le fait de l'ignorance ou du charlatanisme d'un grand nombre, la cause d'erreurs et d'accidents déplorables.

Ce fut alors que, suivant à la fois et nos goûts et les conseils de quelques amis éclairés, nous prîmes la résolution de parcourir le champ des études médicales, et de travailler à unir ce qui ne s'était point encore vu, la science acquise du médecin à la lucidité instinctive du somnambule.

Nos études médicales terminées, nous résolûmes de travailler à faire sortir le magnétisme de son état d'anarchie et de guerre civile avec la science, et de lui obtenir en quelque sorte des lettres de naturalisation dans un monde jusqu'alors étranger, pour ne pas dire ennemi. Nul ne saurait apprécier tout ce que nous avons eu à souffrir, tout ce que nous avons dû sacrifier, pour mener à bonne fin cette difficile entreprise. Mais notre idée était juste, utile : c'était pour nous un devoir d'y persévérer.

Notre marche était naturellement tracée par notre position exceptionnelle. Médecin, nous pouvions éclairer et étendre les données de la science par les intuitions somnambuliques; nous sortions de la routine, nous faisions appel aux traitements nouveaux; nous étions en état de ne point exposer nos malades aux dangers d'expériences aventureuses, et aussi de ranger avec ordre et intelligence les observations théoriques et pratiques énoncées et écrites pendant notre somnambulisme lucide.

Avec ces notes nous avons pu composer en quelque sorte un corps de doctrine, tout un code de thérapeutique, et en apprécier ensuite, dans notre pratique médicale, la vérité et l'efficacité.

Ce n'est pas à nous qu'il appartient de faire l'historique de nos succès personnels. Nous laissons à la reconnaissance des malades que nous avons guéris, et parmi lesquels il s'en trouve un grand nombre qui se sont fait un nom dans les lettres, les sciences et la politique, ou qui se distinguent par leur position de fortune, à rendre justice au dévouement que nous avons toujours apporté dans nos relations avec eux, mais surtout à témoigner de l'efficacité et des résultats vraiment extraordinaires du mode de médication que nous venons de recommander. Nous nous estimerons assez récompensé de nos efforts si, par leur concours, ils nous aident à propager des principes et des procédés médicaux que nous croyons utiles à l'humanité.

IMPRIMERIE CENTRALE DES CHEMINS DE FER DE NAPOLÉON CHAIX ET C°, RUE BERGÈRE, 20. — 7100.

www.ingramcontent.com/pod-product-compliance
Ingram Content Group UK Ltd.
Pitfield, Milton Keynes, MK11 3LW, UK
UKHW020129080726
13614UKWH00005B/2136